Noah wa Noah.

Avec la participation de Nwaha Jodel Delphin.

INITIATION A LA TRADITION AFRICAINE ANCESTRALE.

Tome 1.

Remerciements

À

Dieu Tout-puissant,

Mes parents Noah Mbono, et Messina Ntsobé,

Ma fille Catherine Gabrielle Messina Noah

Ma feue sœur Léarsi Ntsobé,
La famille Ilomo Ntsobé,
La famille Assanga Ntsobé
Jodel Delphin Nwaha,

Tous ceux qui m'ont soutenu dans mon long pèlerinage,

Toute la jeunesse Mbamoise en général et Ossananga en particulier.

PREFACE

3

L'homme est toujours à la quête du bien-être. Celui-ci passe par le développement personnel, spirituel et matériel. La société africaine, tout comme la société occidentale, a ses ustensiles traditionnels. L'on se rappela qu'en Afrique jadis, pour être « un homme » au sens strictement traditionnel, on devait passer par une initiation, afin d'acquérir au fil des pratiques le pouvoir de protéger sa famille, sa progéniture et soi-même. Le présent ouvrage nous plonge dans une infime partie de l'initiation aux pratiques traditionnelles africaines. Et pour aller dans le même sens qu'André Malraux qui a affirmé dans ***la condition humaine*** que : « Un homme est la somme de ses actes, de ce qu'il fait, de ce qu'il peut faire. Rien d'autre» ; l'africain sera donc homme par la somme des actes qu'il fait, qu'il peut faire. Ce livre selon l'auteur a été écrit avec pour intention de présenter des pratiques anodines qui ont existées ou qui existent dans le patrimoine traditionnel Africain. Pratiques conservées depuis des lustres par la cohésion de l'union des peuples Africains car pour parler comme un sage : *« l'Homme est un être social et sociable qui, quand il est seul, il se démolit ».*

Ilomo Ntsobé Benjamin.

INTRODUCTION

L'existence humaine est en grande partie un éternel combat au cours duquel, l'homme pour sa survie et l'accalmie de son cercle, doit coopérer avec les forces de la nature, aux fins d'obtenir de celles-ci une éventuelle aide ; qui débouche sur une existence non pas sans faille, plutôt mener à bon escient. La tradition africaine ancestrale, dans toute sa diversité et sa complexité dégage un étroit chemin vers la divinité, dépouillant ainsi l'homme de la souillure et de la prostitution spirituelle ; il est difficile et long le chemin qui conduit à l'illumination suprême. « Faire du bien et protéger les faibles », telle est la mission de tout initié africain. Donc faire jaillir de son moi profond l'étincelle qui embrase la bonté et les vertus, pour éradiquer les voies vectrices du péché que sont : la gourmandise, l'avarice, la colère, l'orgueil, la luxure, l'envie et la paresse. Ce tome tire son essence du brassage de deux traditions africaines en général et camerounaises en particulier, que sont le Mbam et Kim et la Sanaga maritime.

Noah wa Noah.

Dans la spiritualité Africaine, il existe des éléments qui servent à la purification : le sel et le citron. Le sel permet de purifier le corps à l'extérieur, tandis que le citron sert à le purifier à l'intérieur. Ainsi donc, une panoplie de rituels existe pour consolider le bien-être. Nous avons pour vous recenser quelques-uns dont la simplicité et l'efficacité sont probantes.

1- <u>RITUEL DE PURIFICATION PAR LE SEL :</u>

Pour épurer ou purifier le corps à l'extérieur, l'on prend 2 (deux) verres de sel, que l'on verse dans de l'eau apprêtée pour le bain, puis se laver avec cette eau salée, sans savon en prenant le soin, de laisser sécher l'eau sur le corps après le bain. (Si à l'occasion, une maladie est déclarée invisible après examen clinique, faire ce rituel pendant 9 (neuf) jours, puis refaire les examens hospitaliers.)

Pour se purifier intérieurement, il faut prendre 1.5 l (un litre et demie) de jus de citron (à ne pas confondre avec le limon), boire ¼ de verre tous les matins à jeun (une fois par jour).

2- <u>POISON DE NUIT</u>

Le poison de nuit est la nourriture mystique que l'on vous fait manger dans vos rêves. Vous rêverez que vous êtes en face d'un repas que vous affectionnez, et que soit quelqu'un vous le fait manger ou que vous-même tout seul vous manger : c'est le poison de nuit. Pour remédier à cela il faut :

Elément : 1 litre d'huile rouge

Rituel :

Prendre une cuillère le matin, une à midi et une le soir. (Donc trois fois par jour).

3- <u>CASSER UN CHARME OU UN POISON MYSTIQUE</u>

Tout charme est un poison car, à mesure que le temps passe il vous détruit et vous maintient sous le joug de son maître. Si vous vous trouvez face à cette situation, vous savez quoi faire :

Eléments : Eau minérale ou eau de source, sel.

Rituel :

Prendre un verre d'eau, y ajouter une pincée de sel, boire à jeun avant de quitter son lit pendant au moins 9 (neuf) jours.

4- <u>TECHNIQUE DE PROTECTION INFAILLIBLE : LA TOUR DE GARDE.</u>

La maison est notre lieu de repos ; il arrive parfois que des personnes ayant en abomination le bonheur des autres, viennent à perturber, à hanter les maisons des autres. La tour de garde est une technique de défense qui empêche ce genre de situation fâcheuse.

Eléments : Miroir circulaire d'un diamètre moyen (6 cm en moyenne), le poivre de guinée *(ndôông ou mbassana en langue Tuki),* la pièce de la dernière monnaie en cours dans le pays. (Au CMR c'est 5 CFA) *(NB : ndôông = femelle ; mbôôngo = mâle).*

Rituel :

Prendre le miroir et le disposer au sol (côté réflecteur regardant le plafond), poser la pièce de monnaie au centre (la face présentant l'effigie doit regarder le plafond de la maison), puis poser le poivre de guinée sur la pièce de monnaie, et le tout disposer sous le lit.

Fig. 1

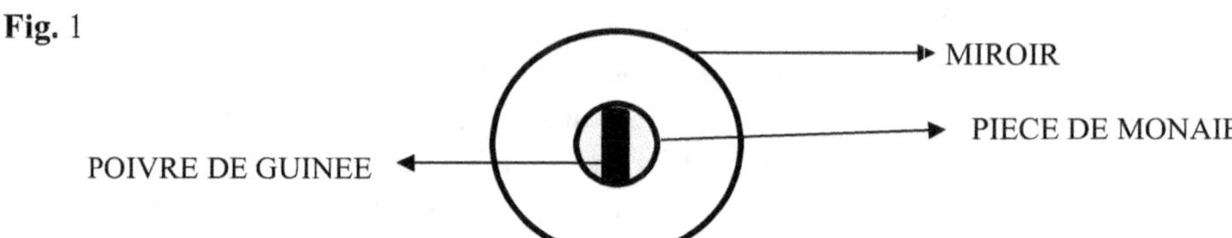

5- <u>SECRET DE LA MEDECINE : COMMENT GUERRIR QUELEQU'UN A DISTANCE.</u>

On peut guérir une personne qui nous est chère, à distance par le biais de la guérison à distance.

<u>Première méthode :</u>

Eléments : encensoir, charbon incandescent, une bouteille d'alcool à 95° ou 100°, une boite d'allumettes ou un briquet.

Préparation : Prendre le charbon et le mettre dans l'encensoir, y verser quelques gouttes d'alcool et allumer.

<u>*NB*</u> : Pour ce rituel, on ne met pas l'encens dans l'encensoir. 2 cas se présentent :

- *a)* Soit on trace le triangle d'ONIS et on y insère le monogramme de feu, dans lequel on y met le nom du malade, et on place une bougie rouge à chaque sommet du triangle avant de décréter.
- *b)* Soit pour créer l'égrégore on place le triangle d'ONIS et son contenu dans l'hexagramme solaire encore appelé l'étoile de DAVID ou le sceau de SALOMON et positionner une bougie blanche à chaque sommet de l'hexagramme. (6 bougies).

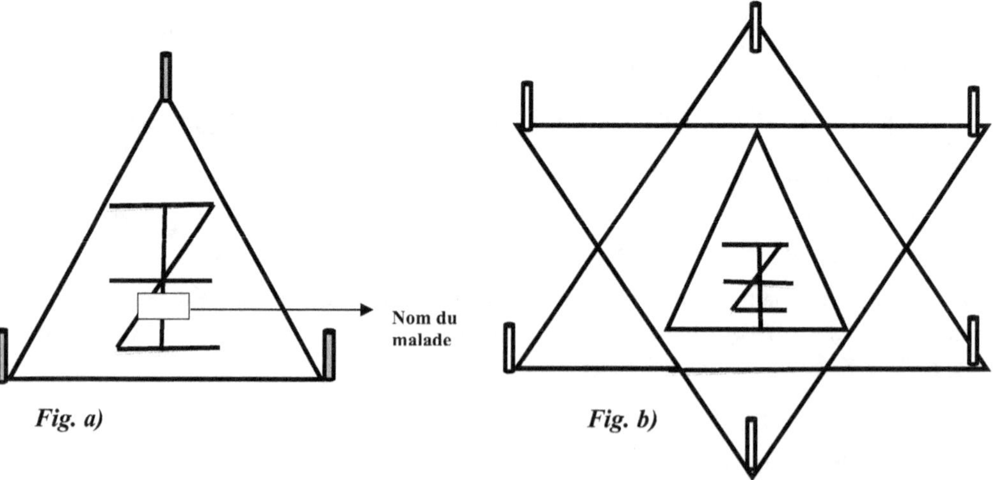

Fig. a)   *Fig. b)*

6

Rituel :

Pour ouvrir le rituel, faire le signe de croix, et invoquer le génie de la santé en ces termes : « génie de la médecine, je te présente en ce jour mon ami/frère…. Afin que tu puisse lui apporter guérison totale ». Une fois cela fait on ferme le rituel avec prière de clôture : « je te remercie de m'avoir écouté génie de la médecine. Réciter le « Gloire soit au Père, au Fils et au Saint Esprit…, » puis faire à nouveau le signe de croix.

Deuxième méthode :

Jeûner de 06h00 à 18h00. Ne manger qu'entre 18h et 20h, et des mets légers (riz, sauce ect…). Faire cela pendant un mois. Une fois cela fait, faire une projection mentale (se coucher, fermer les yeux, envoyer sa pensée à l'endroit où la personne est malade, puis envoyer les pensées de guérison pendant un bon bout de temps ; chaque jour.) La guérison de la personne dépendra du degré de vibration qu'on émettra, plus elle est forte, plus la guérison est accélérée.

NB : Pendant la période de jeun, trois aptitudes sont développées : la perception, l'intuition, la clairvoyance ; on peut aussi avoir dans certains cas la clair audience.

6- **LE REVE PREMONITOIRE**

Rappel :

Le rêve prémonitoire nous présente les évènements futurs avant leur accomplissement.

On aura besoin de la contribution des différents génies contenus dans les quatre éléments rattachés aux quatre points cardinaux : **le Nord** (élément : eau ; génie ; les ondines (vulgairement connu sous l'appellation « *mami wata* »), **l'Ouest** (élément : terre ; génie : les gnomes), **le Sud** (élément ; l'air ; génie : les silphes), **l'Est** (élément : le feu ; génie : les salamandres).

Première méthode : Par la photo entière (de préférence) ou 4x4.

Rituel :

Poser la photo sur la table en face de soi, puis enlever l'habit de la poitrine et être pieds –nus. Poser la main gauche sur la photo, puis la main droite sur le cœur. Prononcer les paroles suivantes : « Qu'il me soit révélé ce que mon cœur désire en songe ».

<u>NB</u> : Faire ce rituel quelques heures avant le coucher.

Deuxième méthode : méthode par l'œuf.

Elément : un œuf de poule du village.

Rituel :

Prendre l'œuf entre les mains, puis inscrire le mot « ADONAÏ » trois fois. Ensuite mettre l'œuf sous l'oreiller. Le laisser quelques temps. Au coucher, prendre l'œuf dans ses mains et dormir avec. (Le faire pendant neuf jours).

7- **REALISATION D'UN VŒU**

Eléments : un paquet de bougies blanches, un chandelier ou sept boites en escalier.

Rituel :

Prendre sept bougies et disposer sur les boites en escalier. Tracer un triangle dont le sommet regarde les sept bougies, écrire son vœu sur un papier, le mettre dans un verre cassable, le retourner et le mettre dans le triangle au centre. Laisser les bougies brûler jusqu'à totale consomption ; renouveler jusqu'à accomplissement du vœu.

Fig. 2

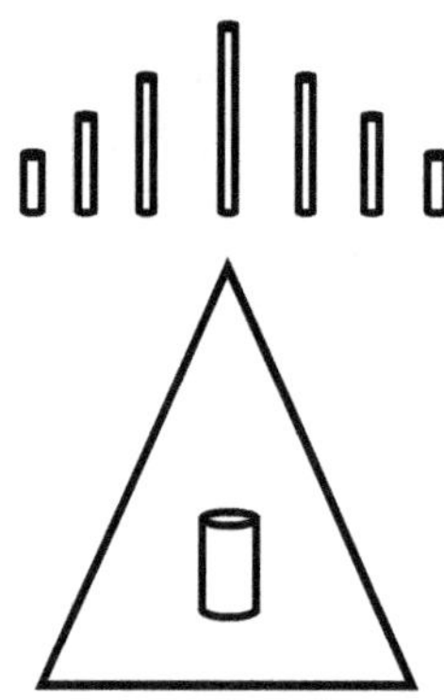

8- **COMMENT COUPER LES LIENS AVEC UNE SECTE**

Il arrive des moments où l'on s'embarque dans une situation dont le dénouement nous est inconnu. On est alors en danger et lorsqu'on décide de couper les liens avec cette entité, on se heurte à une résistance formidable. Mais tout n'est pas perdu, il reste encore des techniques capables de nous tirer d'affaire. Il suffit de les appliquer avec foi.

Eléments : Trois petits cartons roses, deux bibles, une bougie blanche, une photo 4x4 du concerné, une table.

Rituel :

Disposer les trois cartons roses en forme de triangle ; sur le papier du haut, écrire le nom de la secte. Sur le carton de droite écrire les voyelles contenues dans le nom de la secte ; sur le carton de gauche écrire les consonnes contenues dans le nom de la secte. Prendre dès lors les deux bibles, ouvrir au psaume 69 et couvrir les cartons de gauche et de droite avec les deux bibles. Ensuite prendre la photo 4x4, la mettre au centre des bibles, y poser une bougie blanche allumée. Ensuite, prononcer un décret (Exple : que les liens qui unissaient X à la secte Y soient coupés à tout jamais).

Fig. 3

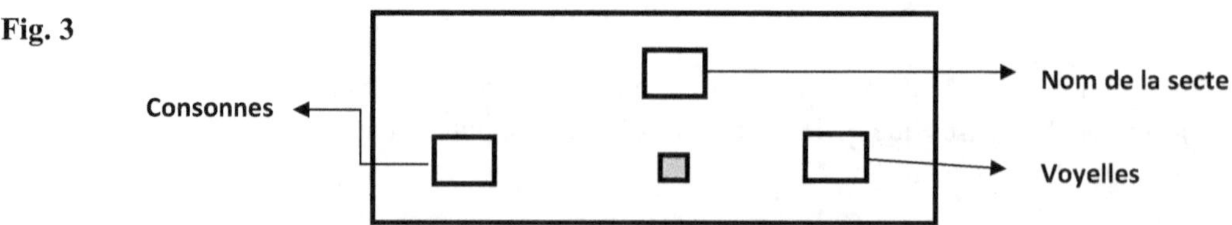

9- <u>RITE DE PROSPERITE</u>

Eléments : un format A4 blanc vierge, un bijou (bague, bracelet, collier etc.), un stylo à bille à encre bleu, un verre cassable vide, de l'eau potable, le monogramme du feu, le triangle sacré.

Rituel :

Prendre le format A4 puis porter son nom sur chaque coin. Tracé le triangle sacré, ensuite à l'intérieur de celui-ci tracer le monogramme de feu. Prendre le bijou et le poser sur le monogramme de feu et le consacrer en ces termes : *« Je te consacre, je te bénie au nom du TOUT PUISSANT afin que tu sois un anneau de prospérité pour moi »*

Après cela, porter le bijou (si c'est la bague la porter au niveau de l'annulaire). Prendre le verre et y mettre de l'eau ; puis le poser sur le monogramme de feu et déclarer ses besoins (Par exemple on peut dire que : depuis que j'ai achevé mes études, je n'ai pas ci, je n'ai pas ça, à compter de cet instant je veux ci, je veux ça) en regardant dans le verre.

Cette deuxième phase du rituel doit se faire pendant 21 jours à la même heure (On doit parler dans le verre pendant les 21 jours à la même heure). Les heures rituelles sont les suivantes : 09 h ou 21 h. Le 21 ^{nième} jour, après la déclaration des besoins, prendre le verre d'eau puis s'asperger tout le corps. Prendre le format et le garder. Le mois d'après, refaire le rituel uniquement le 21 ^{nième} et le mois d'après aussi ; le faire pendant 06 (six) mois.

Fig. 4

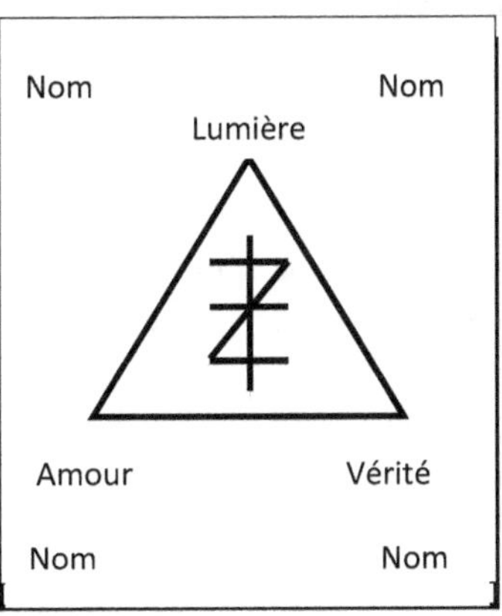

10- <u>LE MANTEAU DU CHRIST</u>

<u>*Cas :*</u> *Retour à l'envoyeur, exorcisme, facilité d'acquisition d'un matériel ou bien meuble, protection d'un voyage.*

Eléments : Hexagramme solaire fabriqué en bois, monogramme du feu fabriqué en bois, tissu de soie rouge (ou linceul de soie rouge) ; heure rituelle : minuit (00h 00min)

Rituel :

Placer le monogramme de feu dans l'hexagramme solaire fabriqué. S'y asseoir ou se mettre debout puis poser sur la tête le linceul, et décréter : *« Je décrète à compter de cet instant, que tout mal orienté contre moi retourne vers son auteur, si sur mon chemin un accident survient, je dois être le seul survivant ».* Une fois cela fait, prendre le linceul, le plier à nouveau et le garder.

Fig. 5

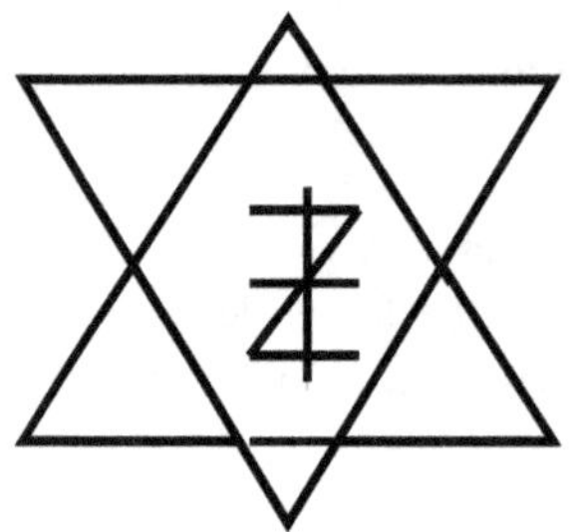

11- L'EUCHARISTIE : MANGER A LA TABLE DU CHRIST.

Cas : Prévient et empêche les repas de nuit.

Eléments : Le repas, une table, les mots magiques, le chiffre sacré, l'heure rituelle (15h et 03h)

Rituel :

Poser le repas sur la table. Faire huit (08) tours autour de la table dans le sens de rotation des aiguilles d'une montre. Prendre le repas et le lever vers le ciel puis dire : **« LEGAL, MAGAL, SERAL »**. Une fois les mots magiques dits, s'asseoir puis commencer à manger. Faire le rituel à 15h et à 03h du matin.

12- LE SANG DU CHRIST.

Cas : Chasser les totems, purifier un endroit infecté par les pratiques négatives, inhibe les pouvoirs d'un tradi-praticien négatif.

Eléments : Une pièce (chambre) vide, de la peinture blanche, de la peinture noire, de la peinture rouge vif, quatre formats A_5, une bougie blanche, l'heure rituelle : minuit (00h00 mn)

Rituel :

Peindre les quatre murs en blanc, puis peindre les 04 formats en noir. Coller un format sur chaque mur à hauteur du visage, puis y porter la mention : « Au nom de JESUS » une seule fois sur chaque format en rouge vif.

Allumer la bougie blanche et la placer au centre de la pièce.

Répéter « Au nom de JESUS » trois fois devant chaque format en commençant par celui de l'Est, ensuite le Nord, puis le Sud et enfin l'Ouest.

Bon à savoir : si l'Est se trouve devant moi, le Nord est sur ma gauche, le Sud à droite et l'Ouest à l'arrière.

13- L'ŒIL DE CERF OU LE TROISIEME OEIL.

Cas : Développe la voyance.

Eléments : Un carton, de la peinture noire, une bille métallique circulaire.

Rituel :

Couper le carton en forme de cercle. Peindre le carton coupé en noir. Y faire un trou au centre et coller la bille.

Pour fabriquer la bille métallique, on coupe le papier alu aux dimensions du trou situé sur le carton, puis coller devant et à l'arrière du trou du carton.

Fixer donc du regard la bille métallique sans cligner ou cliver les paupières pendant cinq (05) minutes. Répéter l'exercice chaque jour.

14- LES CHARTES ASTROLOGIQUES (COMMENT UTILISER SON SYMBOLE).

Les chartes astrologiques sont l'ensemble des règles qui régissent les génies zodiacaux.

Le zodiac est le cercle cylindrique que parcourt le soleil dans la sphère céleste au cours d'une année.

La charte astrologique est composée de douze (12) maisons (bélier, gémeaux, cancer, taureau, lion, balance, scorpion, vierge, sagittaire, verseau, poisson, capricorne). Les génies zodiacaux sont gouvernés par les génies sidéraux. Un génie sidéral est un génie qui gouverne au moins quatre maisons. Quant aux génies planétaires, ils sont : le Soleil, Mercure, Mars, Saturne, Lune, Vénus, Jupiter, Uranus, Neptune.

* COMMENT BENEFICIER DE SON GENIE SIDERAL OU ZODIACAL.

Eléments : un format, un stylo à bille à encre bleu ou noir, connaitre son symbole, ou avoir l'hexagramme fabriqué.

Rituel :

Prendre le format, y tracer un triangle descendant. Schématiser son symbole à l'intérieur puis faire sa demande.

Fig. 6

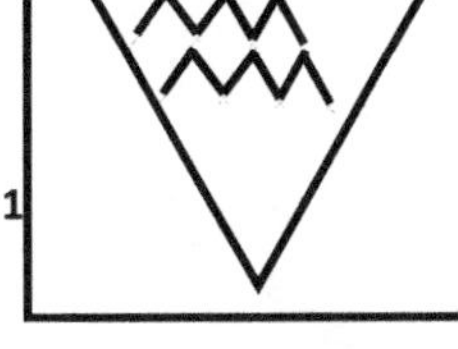

- **COMMENT CONFECTIONNER UN TALISMAN A PARTIR DE LA CHARTE ASTROLOGIQUE.**

Eléments : Nombre sacré.

Le nombre sacré est l'ensemble des équations provenant du jour, du mois et de l'année de naissance, et si possible de l'heure.

Exple : 04/02/1981.

04+02= 6 + 1981= 1987. 1987 – 365 = R – 365. Ainsi de suite jusqu'à obtention d'un nombre qui ne peut pas soustraire 365. Dans ce cas, C = 162. $\rightarrow$ 1 + 6 +2 = 9.

Alors on confectionnera le talisman le 9e mois à 9h ou 21h, selon que le génie est nocturne (nuit) ou diurne (jour). Génie planétaire : saturne diurne avec l'élément air. NB : Bien vouloir écrire son nom avec l'alphabet sacré.

15- DIABETE, HYPER TENSION ARTERIELLE.
a) Méthode 1 :

Eléments : Graisse de boa, eau chaude, citron ou jus de citron.

Rituel :

Pendant 30 jours boire un verre d'eau chaude tous les matins. Pendant 30 jours mettre dans un verre une quantité de graisse de boa, y ajouter 1/4 de jus de citron, remuer le tout jusqu'à homogénéise le mélange et boire. Le traitement dure 60 jours.

b) Méthode 2 :

Eléments : Un canaris (ayant au moins un contenu de 5 litres) ; un caillou ordinaire propre.

Rituel :

Tracer à même le sol un triangle simple ; verser de l'eau potable dans le canaris, plonger le caillou dans le canaris ; poser le canaris dans le triangle et laisser séjourner 21 jours. Dès le 22 ^{ème} jour, boire une gorgée par jour jusqu'à épuisement du contenu du canaris.

16- INFECTION PULMONAIRE

Eléments : GINGER OU NDJINDJA, (une grande quantité). Du miel (une bouteille).

Rituel :

Ecraser le Ginger jusqu'à obtention d'une patte homogène, y ajouter un verre d'eau. Ajouter 1/2 verre de miel dans le mélange, remuer jusqu'à obtention d'un mélange homogène. Mettre dans un verre, puis tiédir dans un vase et ensuite boire un verre le matin, un verre à midi, un verre le soir.

NB : on tiédie le verre qu'on boit et non l'ensemble de la potion.

17- LA CHARTE ASTROLOGIQUE :

▶ L'ARBRE ZODIACAL

♦ **BELIER (né entre les 21 mars et les 20 avrils), génie diurne dépendant de FEU et MARS**

Il faut d'abord rappeler que l'arbre zodiacal se manifeste sur quatre plans : **Amour, Santé, Bonheur, Profession.**

Symbole : (S_1)

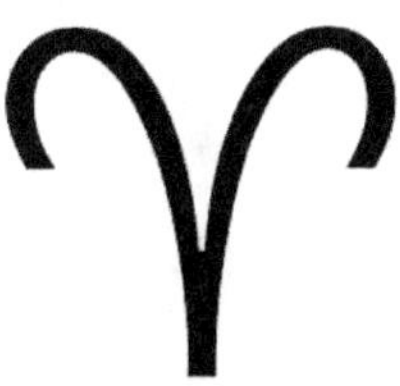

▶ Amour : malchanceux, victime, échec.

▶ Bonheur : entreprenant, battant, combattant.

▶ Santé : maladie de la peau, risque d'accident.

▶ Profession : chef d'entreprise, bon ouvrier, soucis des autres.

Malheur : malchanceux en amour

Conseils : tuer la colère, avoir la maitrise de soi.

Eléments : Une table rituelle, bougies blanches.

Rituel :

Tracer le triangle sacré sur la table, poser une bougie à chaque extrémité, tracer le monogramme du feu. Ecrire sur le sol « MARS », se tenir d'abord dessus pieds-nus, puis allumer les bougies et décréter la fin des maux.

Fig. 7

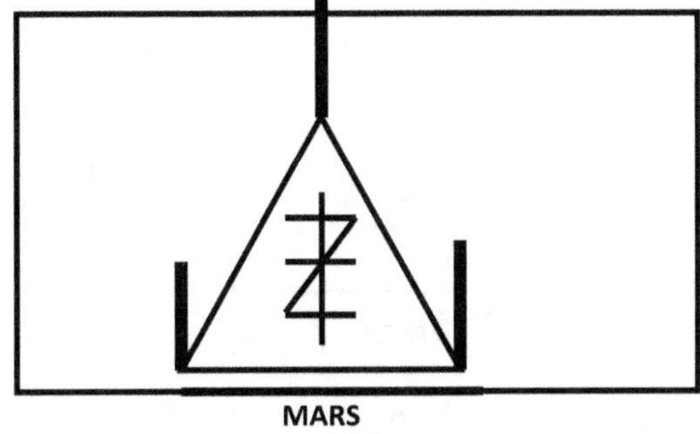

Il est à rappeler que les trois étapes de la guérison spirituelle sont : les lamentations, le bannissement, le couronnement.

♦ **TAUREAU (né entre les 21 avrils et les 20 mais), génie nocturne dépendant de TERRE et MARS**

Symbole : (S_2)

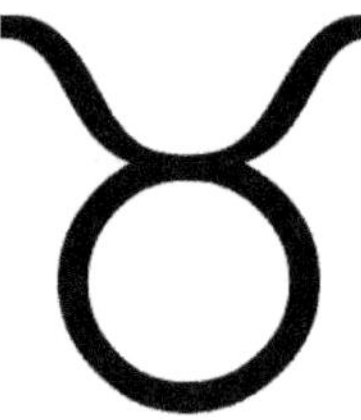

► Amour : fonceur, fidèle, reconnaissant, extrémiste sentimental.

►Bonheur : aime le luxe, très capricieux, aime l'art

►Santé : douleur cervicale, céphalées, surcharge pondérale, risque d'accident.

►Profession : bon financier, artiste, chef d'entreprise.

►Aspects négatifs : avide d'amour, gourmand, colérique.

► Aspects positifs : entreprenant, sérieux en amour.

Malheur : malchanceux en amour.

Conseils : tuer l'irritabilité, tuer la colère, tuer l'avidité, tuer la gourmandise, auto-acceptation.

Eléments : une table rituelle, deux bougies blanches, un verre d'eau, un verre de sel, un verre d'huile rouge ou d'olive.

Rituel :

Disposer les éléments selon le schéma, puis se tenir d'abord pieds-nus sur le mot « MARS » puis allumer les bougies et décréter.

Fig. 8

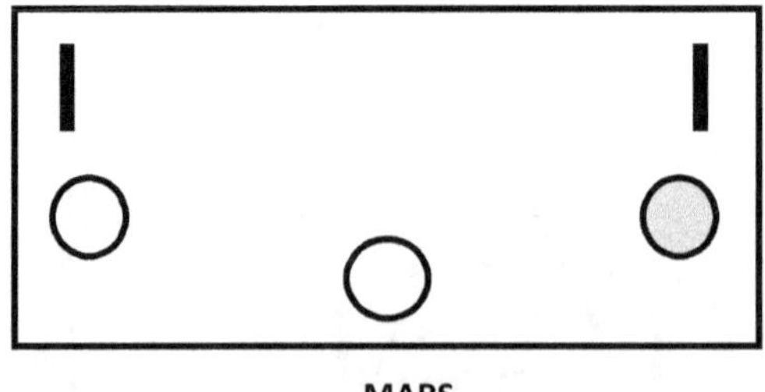

♦ **GEMAUX (né entre les 21 mais et les 21 juins), génie diurne dépendant d'AIR et MERCURE**

Symbole : (S_3)

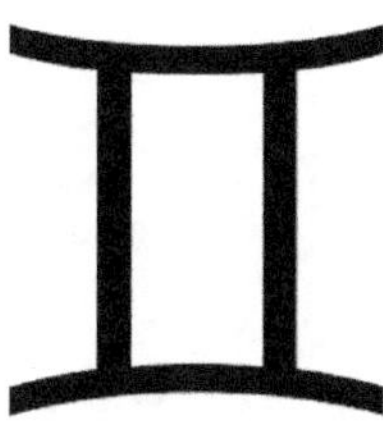

▶ Amour : infidèle, conciliant, succès.

▶Bonheur : altruiste, communicatif, n'aime pas être contrarié.

▶Santé : arthrose, problèmes gastrique (constipation, estomac).

▶Profession : humanitaire, écrivain, journaliste, animateur.

▶Aspects négatifs : ondoyant et divers, aime raisonner, irrésolution funeste.

▶ Aspects positifs : vaillant, travailleur, opiniâtre, perspicace, serviable.

Malheur : malheur consécutifs

<u>*Conseils :*</u> *conscience tranquille, éviter le bavardage et le verbiage.*

Eléments : avoir trois cartons de couleurs (vert, rouge et jaune), une table rituelle.

Rituel :

Disposer les trois cartons des trois couleurs. Ecrire « MERCURE » au sol, puis se tenir dessus pieds-nus et décréter.

Fig. 9

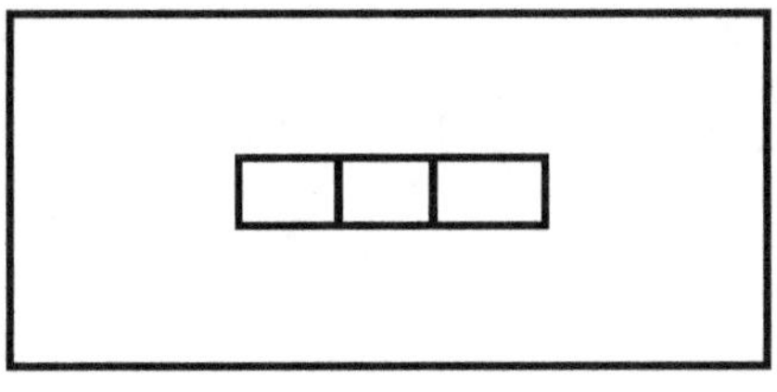

MERCURE

♦ **CANCER (né entre les 22 juins et les 22juillets), génie nocturne dépendant d'EAU et LUNE**

Symbole : (S_4)

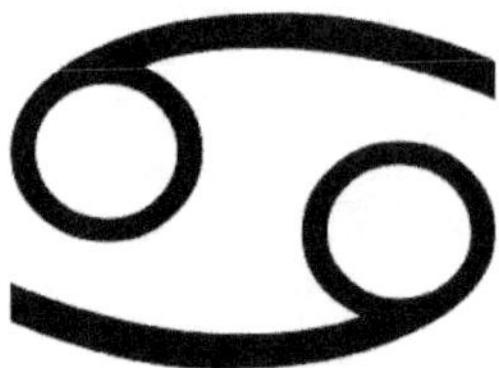

▶ Amour : délire sexuel, infidèle, très amoureux, scandale d'amour.

▶Bonheur : plusieurs conquêtes, altruiste, capricieux.

▶Santé : angoisse, dépression, diarrhée, affection, émotif.

▶Profession : chantier de construction, routier.

▶Aspects négatifs : rancunier, bagarreur, vindicatif, belliciste.

▶ Aspects positifs : entreprenant, gargouillateur, intellectuel.

**Conseils** : _tuer la rancune, pratiquer le pardon._

Eléments : une bougie rouge, une bougie orange. Une table rituelle.

Rituel :

Disposer les bougies telles sur le schéma. Se tenir d'abord sur le mot « LUNE » puis allumer les bougies et décréter la fin des maux.

Fig. 10

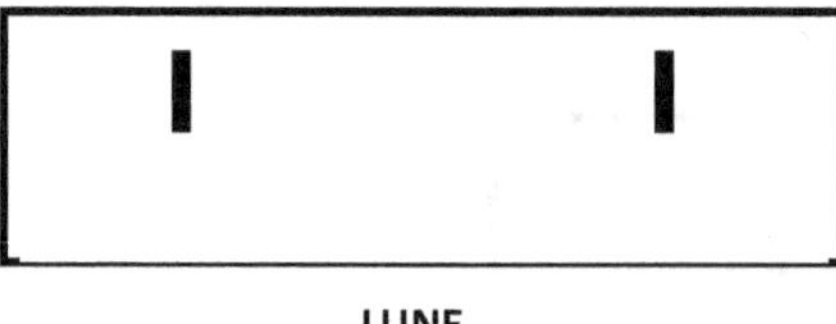

♦ **LION (né entre les 23 juillets et les 22 aoûts), génie diurne dépendant de FEU et SOLEIL**

Symbole : (S_5)

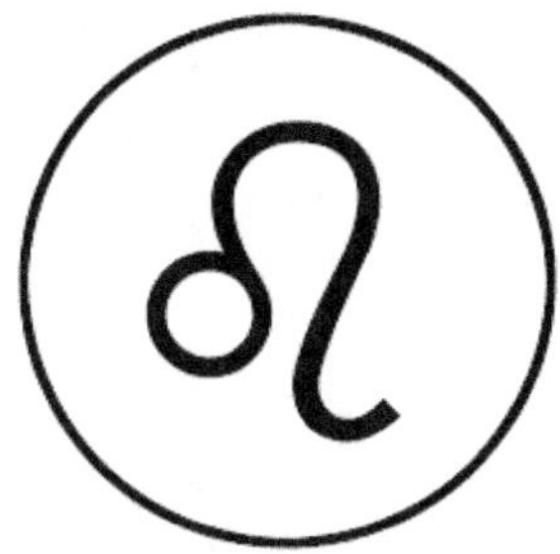

► Amour : souffrant, conquérant, amoureux, très fidèle, vindicatif.

►Bonheur : cupide, glouton, courtois, volontaire, généreux.

►Santé : risque d'accident, fièvre, scandale, IST.

►Profession : travail pour soi, gagneur, libéral, volontaire.

►Aspects négatifs : colérique, guerrier, belliqueux, grande gueule.

► Aspects positifs : généreux, magnanime, compatissant.

__Conseils__ : éviter les errances intellectuelle, éviter l'autoritarisme, accepter le consensualisme.

Éléments : trois bougies blanches. Une table rituelle.

Rituel

Disposer les bougies telles sur le schéma. Se tenir d'abord sur le mot « SOLEIL » puis allumer les bougies et décréter la fin des maux.

Fig. 11

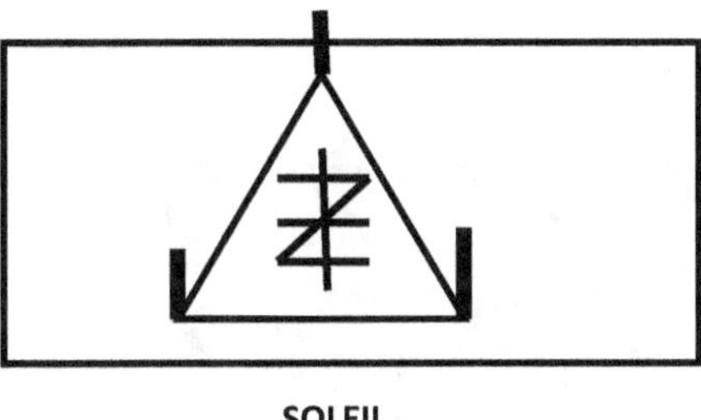

♦ **VIERGE (né entre les 23 aoûts et les 22 septembres), génie nocturne dépendant de TERRE et MERCURE**

Symbole : (S_6)

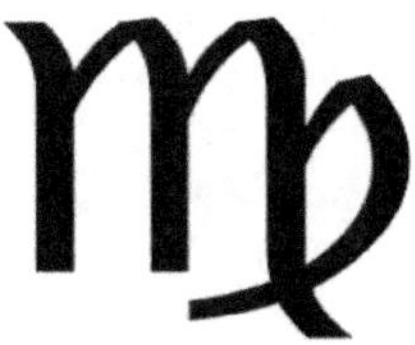

▶ Amour : jugement élogieux, refoulement des sentiments, soit fidèle soit infidèle, victime d'infidélité.

▶Bonheur : refus de contrariété, funeste, raisonnant, bon philosophe.

▶Santé : problème gastrique, problème digestif, colique.

▶Profession : bon médecin, bon psychiatre, bon journaliste, écrivain, bon enseignant.

▶Aspects négatifs : philosophe, verbiage, commère, menteur, irrésolution funeste.

▶ Aspects positifs : vaillant, intelligent, travailleur, perfectionniste, opiniâtre.

Conseils : éviter le mensonge intellectuel, l'autoritarisme, accepter le consensus.

Eléments : trois bougies (une blanche, une rouge, une jaune), une table.

Rituel

Disposer les bougies telles sur le schéma. Se tenir d'abord sur le mot « MERCURE » puis allumer les bougies et décréter la fin des maux.

Fig. 12

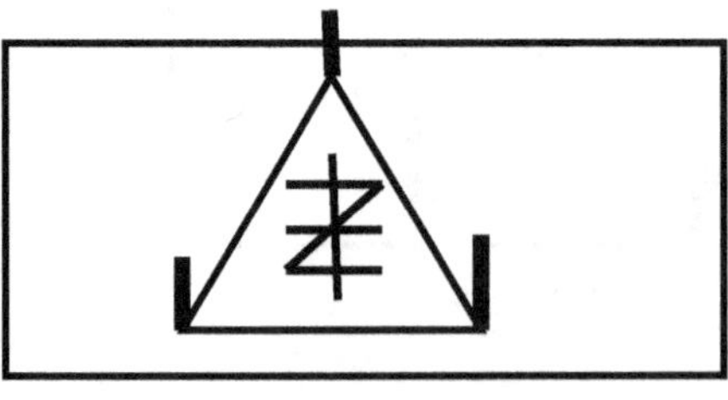

MERCURE

♦ **BALANCE (né entre les 23 septembres et les 22 octobres), génie diurne dépendant d'AIR et VENUS**

Symbole : (S_7)

▶ Amour : capricieux, bien en couple, tendre, romantique, aime être amadoué, aime la luxure et sont infidèles.

▶Bonheur : aime le mondain, aime le mariage, sont affectifs, sont rêveurs, aime le luxe.

▶Santé : eczéma, trouble mentaux, migraine, la colite.

▶Profession : bon avocat, bon comptable.

▶Aspects négatifs : frivole, colérique, débordant d'amour, vindicatif.

▶ Aspects positifs : juste, honnête, entreprenant et travailleur.

Malheur : malchanceux en amour, prêt pour le sacrifice

Conseils : éviter de se confier au premier venu.

Eléments : avoir quatre bougies de couleurs (une verte, une rouge, une jaune, une rose), une table rituelle.

Rituel :

Disposer les bougies telles sur le schéma. Tenir en main la bougie rose avant de se tenir sur le mot « VENUS » puis allumer les bougies et décréter la fin des maux.

Fig. 13

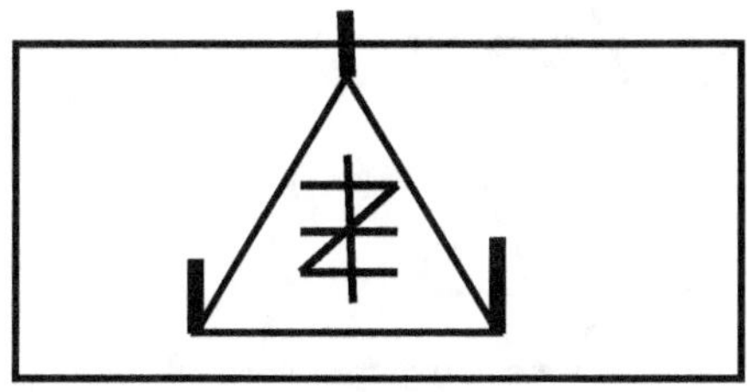

♦ **SCORPION (né entre les 23 octobres et les 21 novembres), génie nocturne dépendant d'EAU et MARS**

Symbole : (S_8)

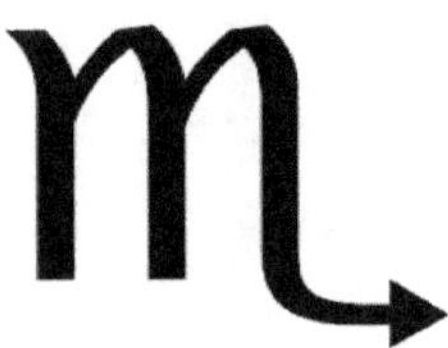

▶ aime le sexe, aime les câlins, aime l'attention, est affectif, est collant, romantique, sincère.

▶Bonheur : vivace, puissant, grand pouvoir mental.

▶Santé : stress, pensif, aces mentaux, problèmes ovarien (pour la femme), prostate (pour les hommes).

▶Profession : bon médecin, bon psychiatre, bon humanitaire, bon chef d'entreprise, bon intellectuel, bon secrétaire, bon homme d'affaire.

▶Aspects négatifs : luxure, fornicateur, adultère, rancunier, vindicatif, colérique redoutable et à redouté.

▶ Aspects positifs : charité spirituelle, chaste.

Conseils : tuer la fornication, l'adultère, la masturbation.

Eléments : la craie, une table rituelle.

Rituel

Après avoir dessiné, le scorpion monte sur la table et se tient au centre de la croix puis décrète.

Fig. 14

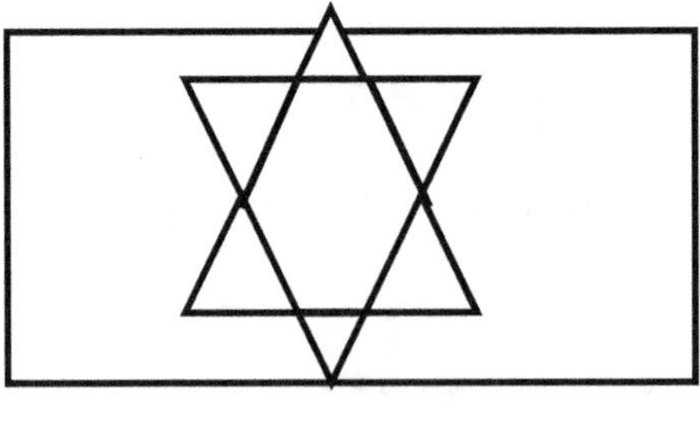

♦ **SAGITAIRE (né entre les 22 novembres et les 20 décembres), génie diurne dépendant de FEU et JUPITER.**

Symbole : (S_9)

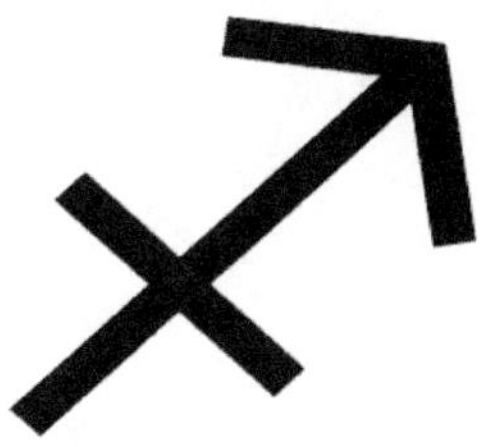

▶ Amour : opportuniste, dévoué, donne plus et attendent moins, minimise les offres des autres.

▶Bonheur : philosophe, bon parleur, verbiage.

▶Santé : problème vasculaire, problème pulmonaire, problème de digestion, problème de l'appareil excrétoire.

▶Profession : polyvalent.

▶Aspects négatifs : intellectualisme, passionné, colérique.

▶ Aspects positifs : jusqu'auboutiste, patient, téméraire.

Conseils : écouter la voix intérieure, tuer l'intellectualisme.

Eléments : avoir trois bougies blanches, un verre cassable vide, un bout de papier. Une table rituelle.

Rituel :

Ecrire un vœu sur le papier, puis le recouvrir avec le verre vide. Allumer les trois bougies en étant au-dessus du nom « JUPITER », puis décréter.

Fig. 15

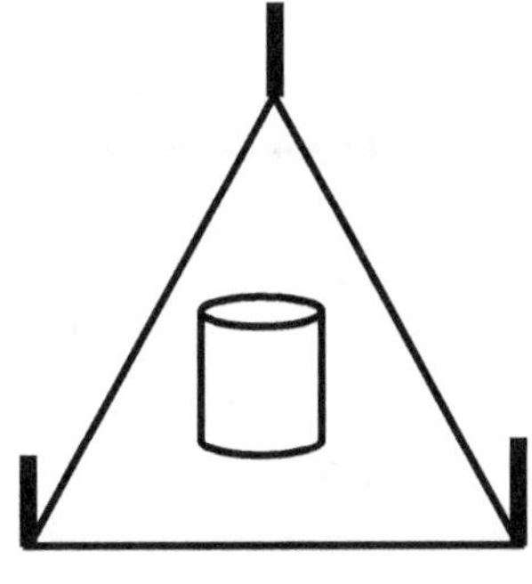
JUPITER

♦ **CAPRICORNE (né entre les 21 décembres et les 19 janviers), génie nocturne dépendant de TERRE et SATURNE**

Symbole : (S_{10})

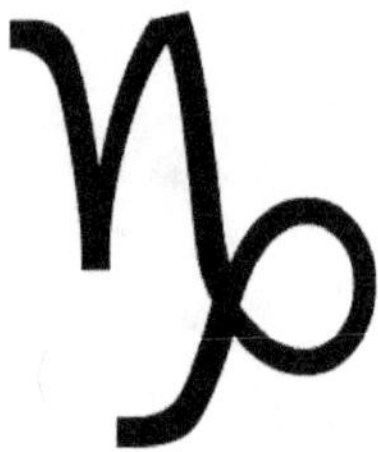

▶ Amour : froid, autoritaire, fuir ↔ suivre.

▶ Bonheur : autorité, les laisser dominer et diriger, bon travailleur.

▶ Santé : mal de dent, problème des os, carence en tout.

▶ Profession : bon prêtre ou pasteur, aime être des chefs, aime diriger, bon journaliste.

▶ Aspects négatifs : pessimiste, mélancolique, triste.

▶ Aspects positifs : téméraire, honnête.

**Conseils** _**: s'éveiller spirituellement, prière agissante à faire.**_

Eléments : une bougie rouge, un verre d'eau, un verre de sel, un verre d'huile, encens. Une table rituelle.

**Rituel**

Disposer les bougies telles sur le schéma. Se tenir d'abord sur le mot «SATURNE» puis allumer les bougies et décréter la fin des maux.

Fig. 16

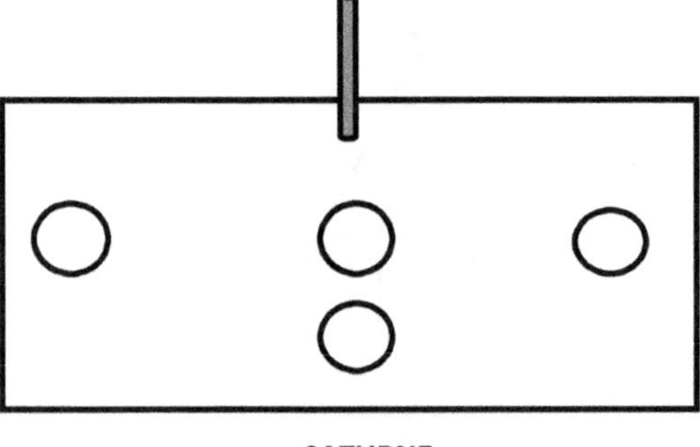

♦ **VERSEAU (né entre les 20 janviers et les 18 févriers), génie diurne dépendant d'AIR et SATURNE**

Symbole : (S_{11})

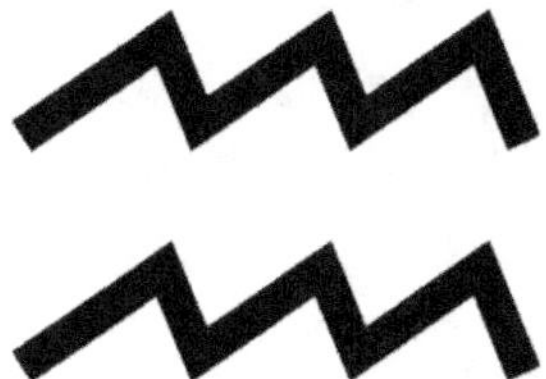

▶ Amour : très sceptique, aime être plus aimé, parle plus et agissent moins.

▶Bonheur : possibilité de s'exprimer.

▶Santé : problème de rhumatisme, arthrose.

▶Profession : bon partout parce qu'ils aiment apprendre.

▶Aspects négatifs : polémique, discussion, dispute.

▶ Aspects positifs : travailleur, révolutionnaire.

Conseils : éviter le bavardage, le verbiage et le pédantisme.

Eléments : trois bougies blanches. Une table rituelle.

Rituel

Disposer les bougies telles sur le schéma. Se tenir d'abord sur le mot « SATURNE » puis allumer les bougies et décréter la fin des maux.

Fig. 17

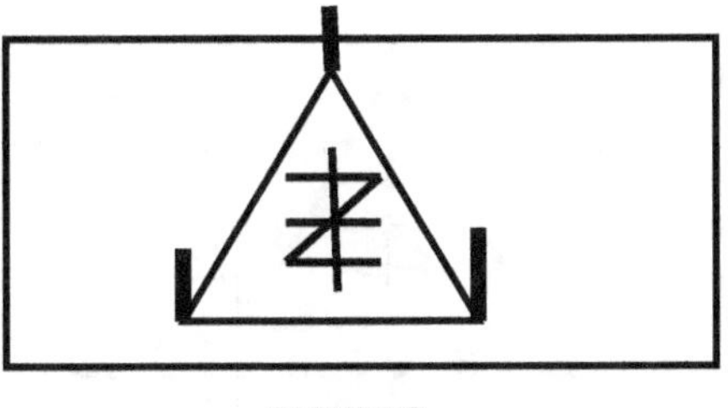

SATURNE

♦ **POISSON (né entre les 19 févriers et les 20 mars), génie nocturne dépendant d'EAU et JUPITER**

Symbole : (S_{12})

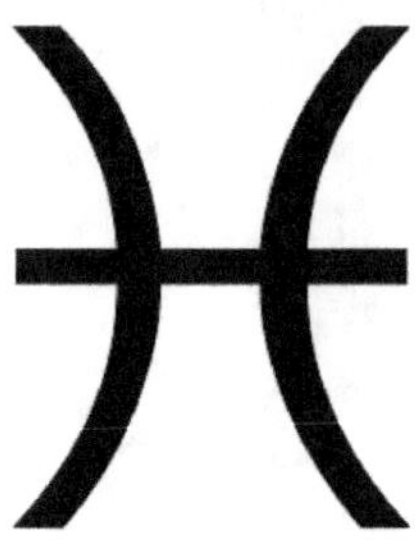

► Amour : très colérique, jaloux, crime passionnel, hyper affectif, très sensible.

►Bonheur : n'aime pas l'irritabilité, impulsif, altruiste, généreux.

►Santé : maladie des nerfs, hypertension, stress, alcoolique.

►Profession : veulent tout apprendre et exercer, bon encadreur sociaux, bon humanitaire.

►Aspects négatifs : sentimentaliste, rancunier, passionné.

► Aspects positifs : volontaire, travailleur, téméraire.

Conseils : éviter les passions.

Eléments : trois bougies blanches. Une table rituelle.

Rituel

Disposer les bougies telles sur le schéma. Se tenir d'abord sur le mot « JUPITER » puis allumer les bougies et décréter la fin des maux.

Fig. 18

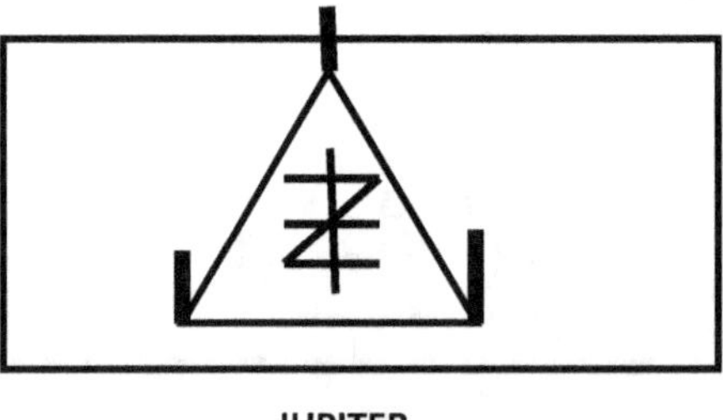

18- HEMOROIDE

Eléments : Peau de félin (panthère, tigre, lion, léopard….)

Rituel :

Faire asseoir le malade dessus nu vingt à quinze minutes pendant 20 à30 jours.

19- <u>DEBLOCAGE (CONTRE TOUT)</u>

Eléments : huile d'olive, hexagramme solaire, monogramme du feu.

Rituel :

Tremper l'index dans l'huile d'olive, puis tracer sur le front du patient l'étoile de David, puis l'intérieur de l'étoile de David, tracer le monogramme de feu.

Fig. 19

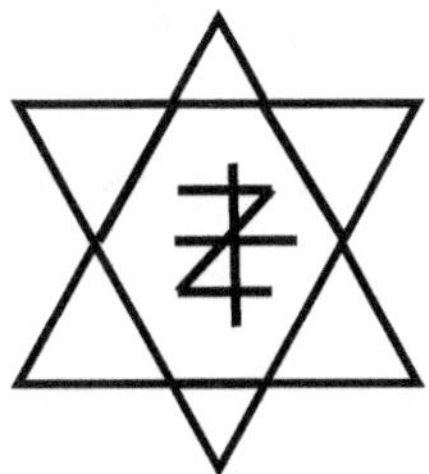

20- <u>REALISATION D'UN VŒU (BIS)</u>

Eléments : chandelier 7 flammes divines, beaucoup de bougies blanches (20), un papier format A4, un verre. Une table rituelle.

Rituel :

Mettre 7 bougies blanches dans les bougeoirs ; tracer un triangle devant le chandelier et y ajouter les mentions sacrées aux trois angles (amour au sommet du triangle, lumière à gauche et vérité à droite). Prendre le papier format, sur lequel on écrit son vœu ; une fois cela fait, mettre le papier à l'intérieur du verre, inverser ensuite le verre contenant le vœu, le mettre à l'intérieur du triangle. Une fois cela fait, allumer les 7 bougies dans le sens de rotation des aiguilles d'une montre (commencer par le sommet puis basculer vers la droite). Laisser brûler les bougies le temps qu'il faut jusqu'à réalisation   du vœu. Si les bougies finissent de se consumer avant la réalisation du vœu, les remplacer, ainsi de suite jusqu'à réalisation du vœu.

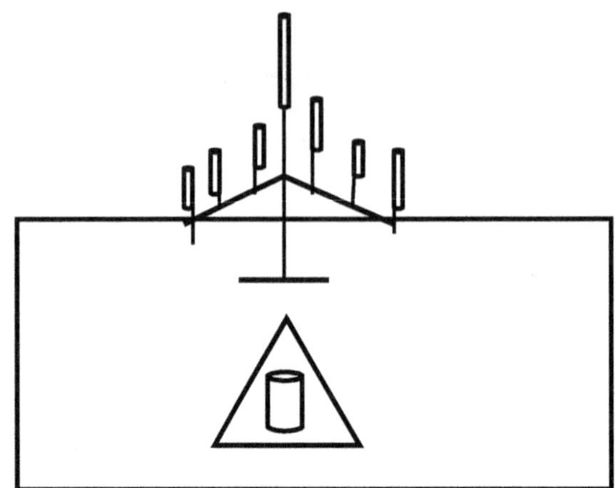

21- REALISATION D'UN VŒU (BIS)

Eléments : chandelier 7 flammes divines, bougies blanches, bougies rouges, bougies oranges, deux formats blancs A4. Une table rituelle.

Rituel :

Ecrire sur un des deux formats ses échecs. Sur le deuxième format, écrire ses souhaits (écrire ses souhaits au présent. Exemple : je veux le travail, je veux une femme de mariage ect…). Placer sur la gauche du chandelier le format des échecs, et sur la droite celui des souhaits. Disposer à gauche du chandelier 3 bougies rouges, à droite 3 bougies blanches, au sommet une bougie orange. Le rituel dure 09 jours. Les 3 premiers jours, allumer d'abord les bougies rouges uniquement et veiller à ce qu'elles brûlent toujours pendant les trois premiers jours ; puis lire ses lamentations aux heures suivantes : 09h, 15h, 18h.

Le quatrième jour allumer les trois bougies blanches, puis commencer à réciter son bannissement aux heures suivantes : 01h, 03h, 06h ; (le faire toujours en français).

Le septième jour aux heures choisies, allumer une bougie orange et réciter la formule du couronnement : « Que se réalise tout ce que j'ai évoqué et que cela soit un succès dans ma vie », trois fois par jour pendant trois jours. Les écarts entre les heures peuvent être de deux ou trois heures.

Fig. 21

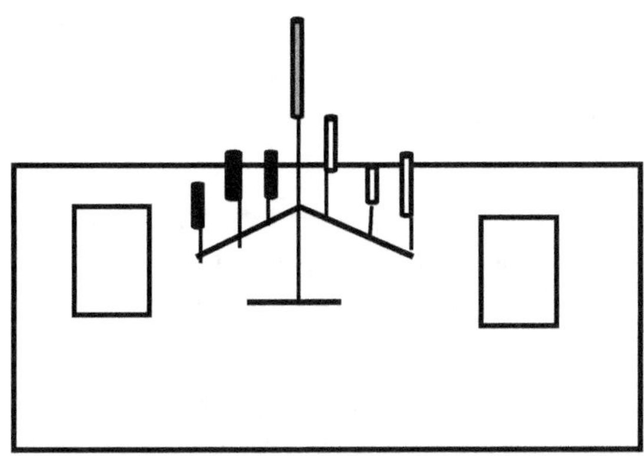

22- <u>RITUEL DES TROIS JESUS</u>

Cas : *réalisation d'un vœu quelconque.*

Eléments : UNE BIBLE. (Ou nouveau testament petit modèle)

Rituel :

Ouvrir la bible et chercher la page dans laquelle « JESUS » est écrit trois fois. La poser au sol face à l'Est. Se tenir dessus pieds-nus (les deux pieds) ; puis faire neuf fois de suite son vœu.

Faire ce rituel soit à 09h soit 21h pendant neuf jours ; le faire chaque fois à la même heure. (Apocalypse 22 est le passage où jésus apparait 3 fois)

23- <u>BAIN BRISE-TOUT</u>

Cas : *lavage des impuretés, blocages et augmentation du magnétisme.*

Eléments : Rois des herbes, gazon sauvage, herbes bordière de la route, fougère poussant sur le palmier à huile, floraison du palmier à huile (appelé vulgairement « cheveux du palmier »), 40 carreaux de sucre, 4 bières, 2l de vin rouge ou de lait écrémé, 4 bougies rouges, une rivière coulante.

N.B : *le malade doit être en sous-vêtement, les femmes doivent ôter leurs soutiens.*

Rituel :

Rassembler toutes les herbes sauf la floraison du palmier, avant d'entrer en amont dans l'eau de la rivière.

Prendre 20 carreaux de sucre, puis appeler les génies de l'eau avant de les jeter dans l'eau. En lançant ces carreaux dans l'eau, le malade doit décréter (*par exemple : comme je rends cette eau sucrée, c'est aussi comme ça que ma vie devient sucrée, tout ce que je fais désormais est sucré etc...)*

Allumer deux bougies et placer une de part et d'autre du bord du cours d'eau. Répéter le rituel en aval.

Une fois cela fait, prendre 2 bières et les décapsuler : la première, l'officiant la verse en amont, la deuxième, l'officiant et le malade la tiennent ensemble et la versent dans le cours d'eau jusqu'à la vider, tout en émettant leurs vœux ou souhaits. (Ceci représente l'offrande fait par le malade aux génies de l'eau). Ensuite aller en aval et faire le même procédé.

Une fois cela fait, le patient entre dans l'eau, et l'officiant tient dans sa main l'éponge formée par l'amas d'herbes, et administre un bain. (*Frotter tout le corps en décrétant. A titre illustratif « à compter de cet instant, tous les blocages sont brisés quel que soit le lieu, l'objet, tout cela se brise maintenant et dès cet instant, tout ce qui est entrepris réussi aisément et brille à jamais »*)

Une fois que l'officiant a achevé il donne au patient la même éponge herbale qui à son tour décrète se vœux en se frottant le corps. Après le bain, on embrase la floraison du palmier à huile, puis le patient traverse le feu neuf fois de suite mais avant il décrète ses vœux ; l'officiant le fait aussi après le patient. A la suite, l'officiant tient ensemble du patient le vin / lait, puis ils versent dans l'eau et font le décret de fermeture. (*illustration : je sais que l'offre que je donne, n'est rien comparé à ce que vous méritez réellement, cependant je vous prie de l'accepter parce que nos ancêtres avaient recours à vous, raison pour laquelle, j'en fais de même et merci d'accepter mon offre, je ne manquerai pas d'être reconnaissant.*)

24- <u>PROTECTION INSTANTANEE PAR LA PHOTO 4X4</u>

Eléments : une photo 4x4, un marqueur (couleur au choix), un format.

Rituel :

Poser le format au sol, mettre la photo au centre ; pincer la photo puis dessiner le pentagramme étoilé en un trait. Ajouter les symboles sacrés en forme de 7 au quatre coins de la feuille.

Fig. 22

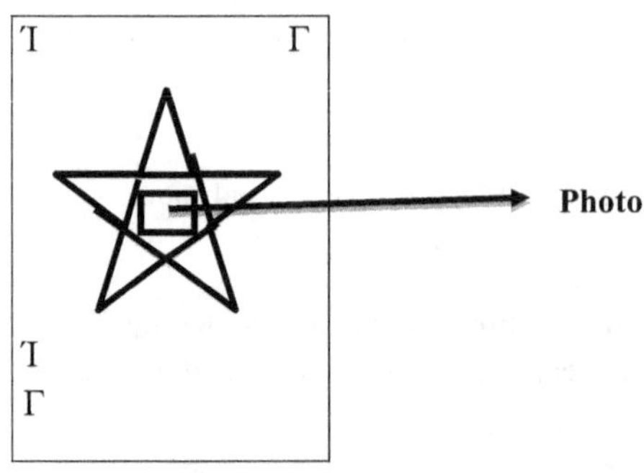

25- L'EAU PRECIEUSE (1 er TYPE : PAR LE RITUEL D'ONIS)

<u>Cas</u> : *Soigner les maladies mystiques.*

Eléments : le sel de cuisine ; de l'eau potable ; le triangle sacré ; le monogramme de feu ; neuf bougies blanches ; une table.

Rituel :

Réaliser au préalable le rituel d'ONIS ; c'est-à-dire, prendre une poigné de sel, mettre dans de l'eau, poser le récipient sur une table, prendre sa main droite puis la poser sur le cœur, et étendre la main gauche au-dessus du récipient, et répéter neuf fois ONIS (prononcer « ooooooooooonnnnnnniiiiiiiiiiiiissssss »). Ensuite, tracer soit sur la table, soit à même le sol le triangle sacré à l'intérieur duquel on trace aussi le monogramme de feu, puis poser le récipient sur le monogramme de feu. Placer trois bougies aux sommets du triangle. Mettre l'encens dans le triangle ; allumer les trois bougies.

Décréter en regardant le fond du récipient *(exemple : Que cette eau apporte guérison à toute personne qui la boira, ONIS je te prie de ta force à cette eau, car tu es un ange de lumière destiné à combattre les forces du mal etc).* Une fois le décret fait, laisser les bougies brûler jusqu'à leur dissolution totale.

Le rituel dure neuf jours ; lorsque les bougies et encens finissent pendant la période de travail, on les remplace immédiatement. Décréter chaque jour à la même heure que celle du premier jour. Après les neuf jours, boire neuf gorgées d'eau uniquement, à chaque fois que l'on en prend.

26- L'EAU PRECIEUSE (2 eme TYPE)

<u>Cas</u> : *Soigner les maladies mystiques.*

Eléments : un récipient contenant de l'eau ; une toiture sur laquelle on peut poser un récipient.

Rituel :

Il se fait de 18h à 04h pendant six mois.

Poser le récipient sur la toiture tous les jours de 18h à 04h pendant six mois. Après les six mois, utiliser l'eau et la conserver dans une pièce à l'abri des rayons solaires.

27- L'EAU PRECIEUSE (3 eme TYPE)

<u>Cas</u> : *Soigner les maladies mystiques.*

Eléments : un récipient contenant de l'eau ; un hexagramme solaire confectionné.

Rituel :

Poser l'hexagramme solaire au sol, mettre le récipient à l'intérieur ; y laisser séjourner pendant soit deux mois ou neuf mois.

28- <u>LE LIT D'ONIS</u>

<u>Cas</u> : *Protection.*

Eléments : Un paquet de bougies rouges ; le triangle sacré.

Rituel :

Tracer quatre triangles sacrés suivant les quatre points cardinaux en commençant par l'Est.

Fig. 23

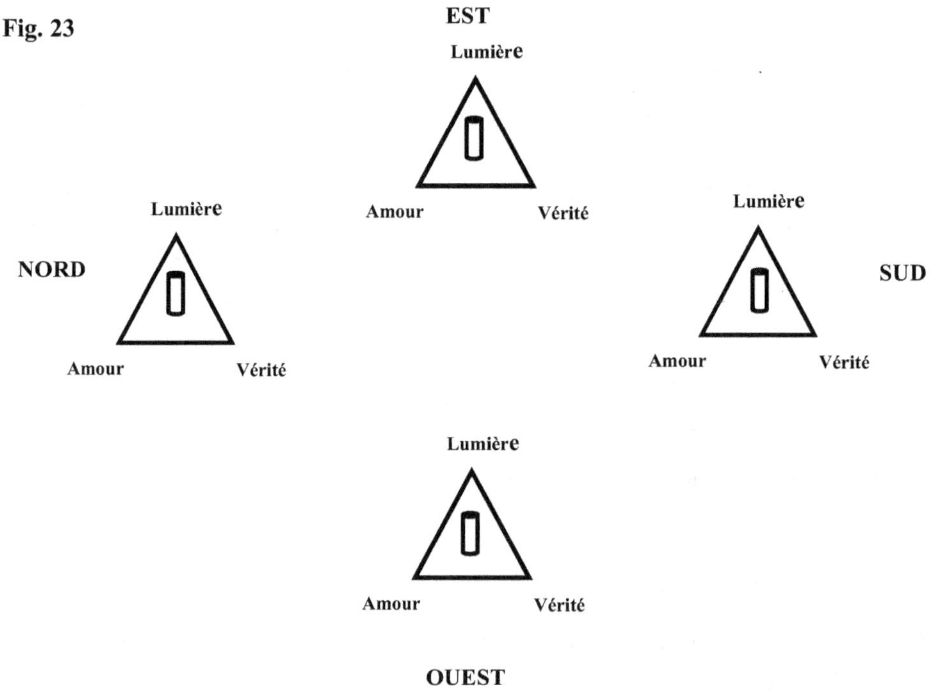

Une fois qu'on est face à l'est, l'ouest est derrière nous, le Sud est à notre droite et le nord est à notre gauche.

Une le dispositif en place, le laisser puis revenir à minuit (00 h 00 min) ; à minuit, se tenir au centre des quatre triangles en regardant l'Est (là où le soleil se lève). Allumer préalablement les bougies à l'aide de la cire, et le faire dans le même ordre que celui du traçage. Une fois cela fait, décréter (ONIS je te prie de me prie de me protéger dans mon sommeil, mes nuits et dans les jours avenirs).

__N.B__ : Vous devez faire ce rituel deux fois par mois.

29- <u>RITUEL DE REALISATION PAR LE PENTAGRAMME ETOILE</u>

Eléments : Quatre bougies blanches, un pentagramme étoilé à tracer, une croix simple à tracer, une photo 4x4, un marqueur, un cercle à tracer.

Rituel :

Tracer un grand pentagramme étoilé avec le marqueur au sol ; tracer le cercle de sorte à intégrer le pentagramme ; tracer la croix de sorte qu'elle touche le cercle ; placer une bougie à chaque extrémité de la croix, dans le sens de rotation des aiguilles d'une montre sans allumer.

Le rituel proprement commence à minuit. A cette heure, allumer les bougies à minuit justement ; prendre la photo 4x4, la poser au centre de la croix ; entrer dans le cercle, se tenir sur la photo les pieds joints, puis émettre son vœu ; une fois cela fait, sortir du cercle et laisser les bougies se consumer jusqu'à la fin.

Fig. 24

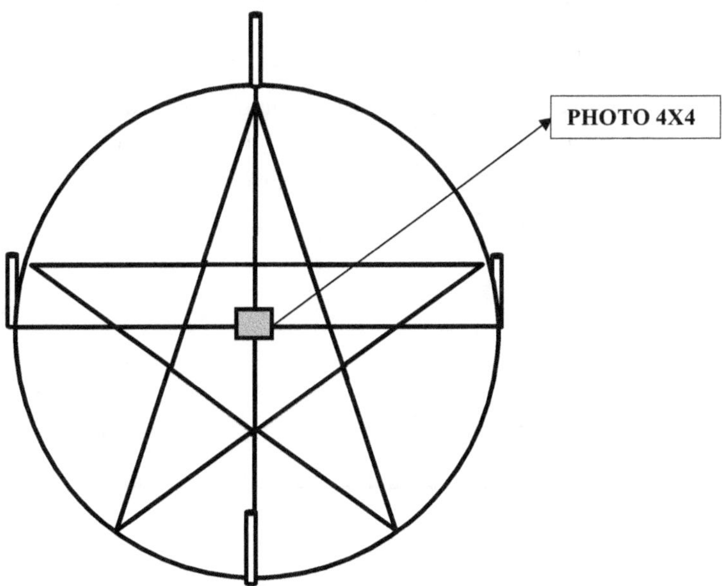

30- <u>LA CROIX DE LUMIERE</u>

C'est une croix que l'on utilise pour demander la sagesse et préparer l'année à venir.

*** <u>Comment préparer une année à venir ?</u>**

Pour ce faire, il faut un paquet de bougies et connaitre les quatre points cardinaux.

Rituel :

Placer quatre bougies au sol en formant une croix d'égale distance, dans le sens des quatre points cardinaux. Allumer les bougies dans l'ordre des points cardinaux ; se tenir au centre et avoir le visage tourné à l'Est.

<u>N.B</u> : Ce rituel débute le premier jour du mois de novembre et s'achève le dernier jour du mois de décembre.

Deux phases sont à observées : la phase des lamentations qui va du 01er novembre au 30 novembre, et la phase des décrets qui va du 01er décembre au 31 décembre.

Dès lors, une fois au centre de la croix, l'on commence à se lamenter en énumérant tout ce qui s'est produit au cours de l'année finissante de malheureux, d'affligeant, bref de mal envers nous en insistant que cela ne devra plus jamais arriver au cours de la nouvelle année.

Faire ceci durant tout le premier mois tous les jours aux heures rituelles choisies. Ensuite, au deuxième mois, retracer tout ce qui s'est produit de positif, d'encourageant et décréter en demandant que cela soit multiplié au centuple dans la nouvelle année.

Les heures rituelles sont les suivantes : 09h ; 15h ; 18h ; 01h ; 03h ; 06h.

*** <u>Pour la croix de lumière :</u>**

Pour élaborer maintenant sa croix de lumière, on utilise les mêmes éléments, sauf que le procédé connais des légères variations : on fera la croix avec les bougies de la même manière, mais l'on ne pratiquera le rituel que deux fois dans la semaine, et lorsqu'on est au milieu de la croix on demandera à DIEU de nous accorder la sagesse.

Fig. 25

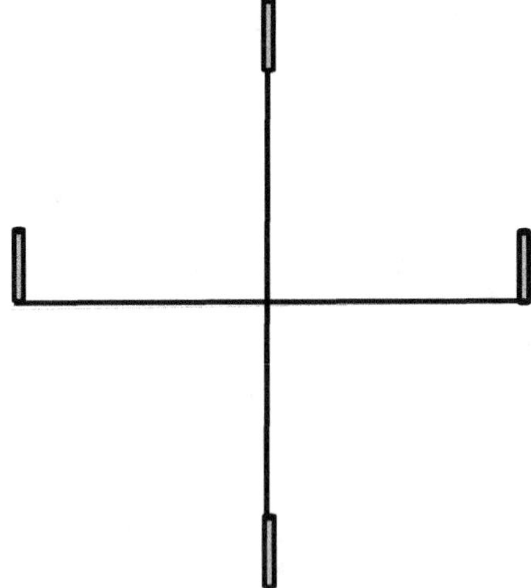

31- RITUEL DE JESUS

Cas : *problème matériel, de femme, de travail, de magnétisme.*

Eléments : Une photo 4x4 ; une bougie blanche ; un tabouret ou une tablette ; une barre de craie.

Rituel :

Sur le tabouret tracer le triangle de Jésus ; mettre la photo 4x4 à l'intérieur et au centre du triangle ; poser la bougie sur la photo puis l'allumer ; commencer les lamentations, et après s'être lamenté, décréter.

N.B : **Avant de procéder au rituel, faire une prière d'ouverture et à la fin, faire une prière de clôture.**

(Illustration : ouverture : Seigneur Jésus voici un rituel que je m'apprête à exécuter, puisque je sais que tu es l'alpha et l'oméga, tu as toi-même dit dans ta parole « demandez et il vous sera donner », raison pour laquelle je viens vers toi. Fermeture : merci Seigneur Jésus d'avoir permis que je fasse ce rituel, j'espère qu'il t'a plu et sera un succès dans ma vie. Laisser la bougie se consumer.

L'heure rituelle est minuit (00h 00 min). Si on veut faire à la place de quelqu'un, il faut avoir la photo de la personne et adapter la prière (utiliser évidement la troisième personne du singulier).

Fig. 26

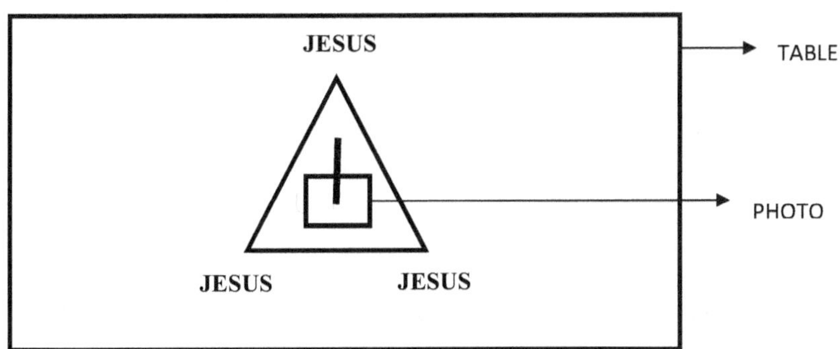

32- RITUEL DE PROTECTION AVEC LE GOMBO EN FRUIT.

Eléments : gombo en fruit.

Rituel :

Prendre le gombo et le croquer, puis avaler.

33- RITUEL DE PURIFICATION PAR LE BAIN D'ONIS.

Cas : Purification.

Eléments : Poignée sel de cuisine ; récipient contenant de l'eau.

Rituel :

Poser le récipient d'eau sur une table ou un tabouret ; verser une assez grande quantité de sel, puis prononcer neuf fois le nom ONIS. (Prononcer « oooooooooonnnnnnniiiiiiiiiiiissssss »).

Une fois cela fait se laver avec cette eau et la laisser sécher sur le corps.

34- <u>COUCHES DE NUIT.</u>

Elles sont de deux types : les couches de nuit naturelles et les couches de nuit sataniques.

* <u>Les couches de nuit naturelles.</u>

Eléments : Une bouteille d'eau minérale, un verre.

Rituel :

Verser de l'eau dans le verre ; disposer le verre d'eau au chevet du lit pendant 27 jours et changer l'eau dans le verre après chaque neuf jours.

* <u>Les couches de nuit sataniques.</u>

Elles sont responsables de la frigidité, l'éjaculation précoce, la faiblesse sexuelle, l'infertilité.

Eléments : eau minérale ; un verre ; une poignée de sel de cuisine.

Rituel :

Verser de l'eau minérale dans le verre ; ajouter une pincée de sel ; ensuite dessiner une croix dans le verre avec les doigts sacrés ou doigts solaires. (Index et majeur tendus tandis que le reste de doigts pliés et noués).

35- <u>RITUEL DE SEL POUR PROTEGER LA MAISON.</u>

Eléments : Un bol ; sel fin.

Rituel :

Prendre le bol et le remplir de sel fin ; se placer au centre du salon et verser une poignée de sel dans chaque coin, puis chaque compartiment de la maison, dans le sens de rotation des aiguilles d'une montre.

36- <u>CONTRE-POISON ET PROTECTION DE VOYAGE OU SEJOUR DANS UN MILIEU HOSTILE.</u>

Eléments : Feuilles du roi des herbes (9), ndôông camerounais (gousse contenant des petites graines noires et très piquantes).

Rituel :

Prendre neuf graines de ndôông camerounais puis mélanger au neuf feuilles du roi des herbes, mâcher et avaler.

37- <u>POISON DE NUIT OU REPAS DE NUIT (BIS).</u>

Eléments : Quelques feuilles du roi des herbes ; jujube.

Rituel :

Prendre 9 graines de jujube pour les hommes, (les femmes en prennent 7), les mélanger avec les feuilles du roi des herbes, mâcher et avaler puis boire un verre d'eau à la suite.

N.B : le faire très tôt le matin au réveil.

38- <u>PURIFICATION DE LA MAISON.</u>

Eléments : Une gousse de jujube ; sel de cuisine (4 poignées) ; une assiette ou un bol.

Rituel :

Mélanger toutes les graines de la gousse de jujube au sel dans le bol ; prononcer les vœux de purification et asperger partout dans la maison en conjurant le mauvais sort.

39- <u>DESENVOUTEMENT UTILISE POUR ERADIQUER LA MALCHANCE.</u>

Eléments : Clous de girofle (deux poignées) ; un sceau remplit d'eau.

Rituel :

Ecraser les clous de girofle jusqu'à obtention de poudre fine ; verser la poudre obtenue dans le sceau d'eau, puis se baigner avec cette eau et laisser sécher.

<u>N.B</u> : **faire le bain pendant 09 jours pour les hommes et 07 jours pour les femmes.**

40- <u>EAU LUSTRALE.</u>

<u>*Cas :*</u> *soigne toutes les maladies mystiques et physiques.*

Eléments : Une barre de fer ; un récipient plein d'eau potable ; une source de feu.

Rituel :

Allumer le feu ; y introduire la barre de fer à moitié ; la laisser rougir à 100°C ; retirer la barre de fer puis tremper la partie rougie dans l'eau et prononcer l'incantation suivante : **« Que la passion s'éteigne en toi comme la chaleur de ce fer s'est éteinte en cette eau »**

Boire un verre d'eau trois fois par jour ; la guérison dépend de la quantité d'eau lustrale.

41- <u>LE FEU SACRE.</u>

Cas : traite les envoûtements, protège des attaques sataniques, joue l'effet miroir (retour à l'envoyeur).

Eléments : Assiette ; charbon ; sel.

Rituel :

Mettre le charbon dans l'assiette ; allumer le charbon pour obtenir un feu incandescent ; jeter le sel dans le feu incandescent pour bénir ; se tenir face à l'Est derrière l'assiette et faire une incantation personnelle (si c'est pour le cas de soi-même). (Illustration : Si jamais un individu ou une personne ou quiconque tente de m'attaquer ou d'attaquer ma progéniture, qu'il lui soit retourné de la même façon qu'il a envoyé.)

42- <u>ECHAPPER A UN TOTEM 1.</u>

Elément : Huile de palme (huile rouge);

Rituel :

S'oindre l'huile de palme tous les soirs avant de se coucher.

43- <u>ECHAPPER A UN TOTEM 2.</u>

Eléments : Bassine d'eau ; sel.

Rituel :

Mettre le sel dans la bassine d'eau, ensuite, mettre sous son lit.

44- <u>ANEANTIR LES « AVIONS DE NUIT ».</u>

Elément : Une bougie rouge ;

Rituel :

Allumer la bougie rouge et la placer au centre de la pièce (où le bruit de jet de sable ou autre a été entendu) ; puis allumer la bougie. On peut aussi poser la bougie sur un tabouret et mettre ensuite au centre de la pièce et allumer.